DR. MED. FRANZISKA RUBIN

3 JAHRE JÜNGER IN ACHT WOCHEN

Ganz einfach, ganz natürlich

AF217188

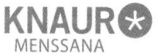

KNAUR
MENSSANA

Besuchen Sie uns im Internet:
www.mens-sana.de

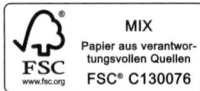

Aus Verantwortung für die Umwelt hat sich die Verlagsgruppe Droemer Knaur zu einer nachhaltigen Buchproduktion verpflichtet. Der bewusste Umgang mit unseren Ressourcen, der Schutz unseres Klimas und der Natur gehören zu unseren obersten Unternehmenszielen. Gemeinsam mit unseren Partnern und Lieferanten setzen wir uns für eine klimaneutrale Buchproduktion ein, die den Erwerb von Klimazertifikaten zur Kompensation des CO_2-Ausstoßes einschließt. Weitere Informationen finden Sie unter: www.klimaneutralerverlag.de

Originalausgabe 2022
Knaur MensSana
Ein Imprint der Verlagsgruppe Droemer Knaur GmbH & Co. KG, München
Alle Rechte vorbehalten. Das Werk darf – auch teilweise –
nur mit Genehmigung des Verlags wiedergegeben werden.
Covergestaltung: ZERO Werbeagentur, München
Coverabbildung: Collage unter Verwendung von Motiven von Susanne Schramke und Shutterstock.com
Bildnachweis:
Booklet: S. 4, 14, 22, 40, 44 Susanne Schramke; S. 28 Stock.Adobe.com/kovaleva_ka; S. 31 Stock.Adobe.com/womue; S. 37 Stock.Adobe.com/Africa Studio
Karten: Alle Fotos von Franziska Rubin: Susanne Schramke; alle übrigen Abbildungen von Stock.Adobe.com (außer Illustration Wirsing, So wird's gemacht von Oleksander Logkykh/Shutterstock.com):
Schritte: Marina, bergamont; Radfahren: Simple Line; Treppe: OneLineStock.com; Meditation: Наталья Дьячкова; Sauna: derplan13; Smartphone-Detox: bintank; Grünkohl: Lev, Natalya Levish; Chinakohl: rraya; Wirsing: Serhiy Shullye, Okea; Tomate: dusk, aksol; Gemüse-Powerobst: bepsbaz, Angel Simon, Elegant Solution; Rote Bete: zuk_ka, kovaleva_ka; Körnermüsli: Simple Line, Jenifoto; Körnerbrot: Strezh; Brotaufstrich: Science RF, chandlervid85, bioraven; Leber: MissesJones; Sesam: Moving Moment, MissesJones, rraya; Eier: oxie99, EVGENIY, Angel Simon; Knoblauch: xamtiw, Sketch Master, kolesnikovserg; Rosmarin: roman_pelesh, kamenuka, motorolka; Kurkuma: Pepstoon, Yana, kolesnikovserg; Alles Wichtige auf einen Blick: Nikvektor, CharlieNati
Layout und Satz: Veronika Preisler, München
Druck und Bindung: Print Factory, Istanbul, Printed in Turkey
ISBN 978-3-426-65912-0

5   4   3   2   1

INHALT

VORWORT

Wer wäre nicht gerne jünger? Vermutlich die meisten von uns – aus verschiedensten Gründen. Den einen nerven Falten oder Kilos, den nächsten die schmerzenden Knie oder der steife Rücken, und viele spüren: Mit dem Alter kommen manch lästige Einschränkungen, Kraftlosigkeit, Einsamkeit oder sogar Schmerzen. Manchmal denken wir, es ginge nur noch bergab.

Glücklicherweise gibt es viele Versprechen, dem entgegenzuwirken, tolle Pillen und Pülverchen. Sie sollen ausgleichen, was dem Körper fehlt, und meist zahlen wir teuer dafür. Manchmal hilft es, vor allem, weil wir dran glauben. In der Regel nicht lange, leider. Denn die Pillen und Pulver enthalten nicht, was uns wirklich fehlt.

Seit unsere Wissenschaft rege auf diesem Gebiet forscht, wissen wir, dass Zellalterung messbar ist und auch beeinflussbar! Also sozusagen die Kernkompetenz unseres Körpers, sich zu erhalten, sich zu erneuern und gegen schädliche Umwelteinflüsse zu wehren. Faszinierend liest sich eine aktuelle Studie, die Grundlage ist für die Box und das Booklet, das Sie in den Händen halten. Hier wurde untersucht, wie es sich auswirkt, wenn wir bei Ernährung, Bewegung und Entspannung all das befolgen, was wir durch viele Studien bereits wissen, was verjüngend wirken kann. Das Ergebnis war verblüffend: In 8 Wochen gelang es den Teilnehmern, über 3 Jahre jünger zu werden im Vergleich zur Kontrollgruppe.

Da Studien ja meist schwierig in den Alltag zu integrieren sind, finden Sie in dieser Box 21+1 Karten, die es Ihnen ermöglichen, sich zu verjüngen, wie es Ihnen passt. Als Kur über 8 Wochen tatsächlich 3 Jahre jünger werden, oder jeden Tag ein bisschen davon umzusetzen oder immer mal wieder etwas davon auszuprobieren, wenn's passt.

Jeder Tipp, den Sie mit den Karten leicht in Ihren Alltag integrieren, macht Sie etwas jünger, vitaler, kraftvoller, gesünder. Und das ist wissenschaftlich bewiesen!

GANZ NATÜRLICH JÜNGER

Es klingt zu schön, um wahr zu sein. Gibt es doch so etwas wie einen Jungbrunnen? Ganz offensichtlich. Und das Tolle daran: Es sind keine teuren Medikamente oder Wellnessbehandlungen erforderlich, um die biologische Uhr zurückzudrehen. Allein mit natürlichen Mitteln können Sie Alterungsprozesse stoppen, ja sogar umkehren. Dazu braucht es nur fünf ganz einfache Dinge: ausreichend Schlaf, regelmäßige Bewegung, tägliche Entspannungsphasen, eine nächtliche Entlastung des Stoffwechsels und vor allem die richtige Jungbrunnen-Ernährung.

Die amerikanische Wissenschaftlerin Kara Fitzgerald hat ein spezielles Ernährungsprogramm entwickelt, das im Mittelpunkt ihrer bahnbrechenden Studie stand, die im April 2021 veröffentlicht wurde. Sie stützt sich dabei auf die vielen Erkenntnisse, die in den letzten Jahrzehnten zur Wirkung von Lebensmitteln als Heilmittel erforscht wurden und bei der Vorbeugung von altersbedingten Krankheiten eine zentrale Bedeutung haben. Auch Studien zur traditionellen Ernährung und dem allgemeinen Lebensstil in Regionen, wo viele Menschen sehr alt werden, fanden Berücksichtigung.

SO FUNKTIONIERT'S

Sie finden in dieser Box 22 Karten mit Anregungen für Ihr persönliches Verjüngungsprogramm, die sich auf die Erkenntnisse der Studie stützen. Es gibt jeweils 3 Karten für Bewegungs- und Entspannungsangebote mit der Option, einen Vorschlag an den meisten Tagen umzusetzen.

Den größten Posten machen die 15 Karten zu fünf unterschiedlichen Lebensmittelgruppen aus. Es sind allesamt Nahrungsmittel, von denen bekannt ist, dass sie besonders starke antioxidative Eigenschaften besitzen und somit einer frühzeitigen Zellalterung entgegenwirken. Viele haben antientzündliches Potenzial, einige wirken krebshemmend, andere beeinflussen sogar das Gehirn. Und alle üben eine ausgesprochen positive Wirkung auf das Mikrobiom des Darms aus, das sowohl für unsere körperliche als auch für die mentale Gesundheit eine zentrale Rolle spielt. Greifen Sie täglich zu diesen fünf Lebensmittelgruppen und wählen jeweils einen Tipp aus.

»Alles auf einen Blick« finden Sie auf Karte Nr. 22. Dort finden Sie noch eine Basisauswahl von »Verjüngungsspendern« sowie allgemeine Tipps, die für das Verjüngungsprogramm ebenfalls wichtig sind.

In diesem Booklet lesen Sie, wenn Sie möchten, die wissenschaftlichen Hintergründe für die Empfehlungen.

DIE VORDERSEITE

Hier erfahren Sie, warum der jeweilige Tipp für das Verjüngungsprogramm bedeutsam ist. Sie sehen auf einen Blick, was unterschiedliche Entspannungs-methoden bewirken, warum Bewegung nicht nur das Leben verlängert, sondern auch jung erhält, und welche Inhaltsstoffe in Lebensmitteln für die Verjüngung wichtig sind. Sie finden ebenso den Hinweis, welche Mengen Sie davon täglich oder pro Woche verzehren sollten (siehe auch S. 18 Der Jung-brunnen-Tagesplan).

DIE RÜCKSEITE

Hier finden Sie genaue Anleitungen, wie es gemacht werden soll, was Sie brauchen und was Sie even-tuell beachten müssen. Bei den Rezeptideen zu den Lebensmittelgruppen können Sie natürlich auch ei-gene Rezepte verwenden, wichtig ist, dass Sie auf die empfohlene Tages- beziehungsweise Wochenmenge kommen.

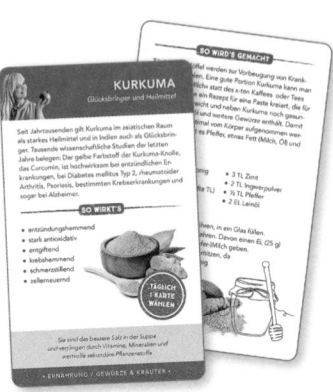

VON MYTHEN UND GENEN

Die Legende vom Jungbrunnen besagt, dass jeder, der aus dem Brunnen trinkt oder gar in ihm badet, augenblicklich wieder in der Blüte seines Lebens steht. Dieser Mythos wird in vielen Kulturen so oder so ähnlich erzählt. Die ersten Andeutungen finden sich bereits in den Schriften des Historikers Herodot (um 484 bis 425 v. Chr.). Im Mittelalter erlebt die Erzählung einen ungeheuren Aufschwung und inspiriert auch viele Künstler. So malt Lucas Cranach der Ältere (1472 bis 1553) das Bild »Der Jungbrunnen«, das wohl bekannteste künstlerische Werk zu dieser Thematik. Es zeigt einen Jungbrunnen, in dem ältere Frauen baden, verjüngt werden und sich schließlich bei Musik, Tanz und gutem Essen vergnügen. Ein schöner Traum in einer Zeit, in der die meisten Menschen früh starben. So lag das Durchschnittsalter zu Beginn des 14. Jahrhunderts bei etwa 35 Jahren. Verantwortlich für den frühen Tod vieler waren nicht die Gene, sondern außerordentlich schlechte Lebensbedingungen, vor allem eine mangelhafte Ernährung und katastrophale hygienische Bedingungen.

Heute weiß man, die ererbten Gene bestimmen nur zu 20 bis 30 Prozent, wie wir altern. Den entscheidenden Einfluss haben die Lebensumstände und der Lebensstil. Diese Entdeckung verdanken wir einem noch sehr jungen Forschungszweig, der Epigenetik.

DER ZWEITE GENETISCHE CODE

Gene kann man sich als die Hardware eines Menschen vorstellen, also die Festplatte, Arbeitsspeicher, Laufwerk usw., die alle Regeln und Befehle enthalten, die abgerufen werden können. Zum Abrufen dieser Informationen braucht es allerdings eine Software. Und die liefern sogenannte »Epigene«, kleine »chemische Beiboote«. Die wichtigsten sind sogenannte Methylgruppen, die an den Genen andocken und die Genregulation steuern. Der genetische Code sagt einem Körper, welche Biomoleküle er bauen kann; der zweite, der epigenetische Code, sagt ihm, wann und wo er welches von den möglichen Biomolekülen tatsächlich bauen soll. Erst diese Genregulation sorgt dafür, dass aus den unspezialisierten Stammzellen Leberzellen oder Herzmuskelzellen werden. Sie entscheidet ob Krebszellen ihr Unwesen treiben können oder rechtzeitig eliminiert werden, ob wir fit bis ins hohe Alter bleiben oder vorzeitig altern. Unser tagtäglicher Lebenswandel, jedes Essen, ja selbst Gefühle nehmen über die epigenetischen Mechanismen Einfluss darauf, welche unserer Gene abgelesen werden. Wir haben also vieles selbst in der Hand.

HUNDERTJÄHRIGE
IM CHECK

Das wissenschaftliche Interesse am Geheimnis der Langlebigkeit ist in den letzten Jahrzehnten enorm gestiegen. Warum leben in manchen Regionen überdurchschnittlich viele Menschen sehr lange, und das bei guter Gesundheit? Bekannt sind die Hundertjährigen von der Insel Okinawa. Der Kardiologe Makoto Suzuki hat sich intensiv mit ihnen beschäftigt. So fand er heraus, dass sie trotz ihres Alters niedrige Cholesterin- und Homocysteinwerte haben und die Arterien frei von Ablagerungen sind. Herzinfarkt oder Schlaganfall haben Seltenheitswert. Ähnliche Erkenntnisse ergaben Untersuchungen weltweit, wie auf der griechischen »Insel der Hundertjährigen« Ikaria, mit einer ausgesprochen niedrigen Demenzrate.

In den italienischen Dörfern Ogliastra und Acciaroli gibt es erstaunlich viele männliche Hundertjährige. Üblicherweise machen sonst Frauen den Hauptanteil aus. Und die Hochaltrigen in Acciaroli verblüfften die Wissenschaftler zudem durch eine hohe sexuelle Aktivität.

So unterschiedlich die Regionen und Kulturen, in denen Wissenschaftler das Geheimnis der Hundertjährigen bislang untersucht haben, so sind es letztlich überall ähnliche Faktoren, die Menschen ein langes und gesundes Leben schenken: Eine Ernährung, die auf lokalen, frischen Lebensmitteln basiert, eine gute soziale Eingebundenheit, körperliche Aktivität, eine erfüllende Arbeit, ausreichend Schlaf, Zufriedenheit, eine saubere Umwelt und ein Mindestmaß an finanziellen Mitteln.

WOW – NEUER JUNGBRUNNEN ENTDECKT

Erst im Jahr 2012 wurde Acciaroli als neuer italienischer Jungbrunnen entdeckt. Der Ort hat nur 2000 Einwohner, aber das Dorf verfügt über etwa 300 Älteste, die das Alter von 100 Jahren erreicht haben – und etwa 20 Prozent dieser Hundertjährigen waren sogar 110 und älter. Darüber hinaus hat das Gebiet niedrige Raten von Alzheimer und Herzerkrankungen – obwohl viele der Dorfeinwohner rauchen und ihren Wein trinken. Einige Geheimnisse konnten die Wissenschaftler schnell identifizieren: Jeder isst Rosmarin, ob als Gewürz, Beilage oder in Ölen. Das Kraut wirkt stark entzündungshemmend und verbessert die Gedächtnisleistung (siehe S. 32).

Auch Sardinen sind hoch im Kurs und kommen fast in jeder Mahlzeit vor. Die darin enthaltenen Omega-3-Fettsäuren sind bester Schutz für die Gefäße. Außerdem leben die Bewohner von Acciaroli in einer traumhaften Landschaft mit sauberer Luft.

DAS TICKEN DER ALTERSUHR

Je nach genetischer Veranlagung, Lebensweise, Umwelteinflüssen sowie Stress altern unsere Zellen mehr oder weniger schnell. Seit knapp zehn Jahren kann man diese Alterung sogar ziemlich genau bestimmen, denn in unseren Zellen ticken quasi »Altersuhren«. So reicht bereits eine Speichelprobe, um an die entscheidenden Informationen zu kommen. Diese Marker werden auch »epigenetische Uhr« genannt. Entdeckt hat diese Uhr der deutsch-amerikanische Wissenschaftler Stephen Horvath. Es war eine wissenschaftliche Sensation, als er seine Erkenntnisse 2014 veröffentlichte. Natürlich hat die Uhr keine Zeiger, sondern es sind chemische Informationen, an denen man das Alter ablesen kann.

Ein Marker sind sogenannte Methylgruppen. Sie docken am Erbgut, der Desoxyribonukleinsäure (DNA), wie Beiboote an. Ihre Aufgabe ist es, dafür zu sorgen, dass stets die richtigen Gene an- oder ausgeschaltet werden. So reagieren diese Methylgruppen beispielsweise auf Entzündungsprozesse mit dem Zuschalten von entsprechenden Genen, die die Entzündung unterdrücken sollen. Beim An- und Abschalten der Gene, auch Genexpression genannt, spielt die Ernährung eine bedeutende Rolle. Wir essen sozusagen entweder gute oder schlechte Informationen. Aber auch die Bewegung und Erholungsphasen sind wichtige Player.

Etwa 20 Millionen solcher Methylierungsstellen gibt es am Erbgut, einige Tausend stehen in engem Zusammenhang mit dem Alter. Man nennt sie auch DNAmAge. Horvaths Verdienst war es, Muster zu erkennen. Bei einem Kind sehen die Methylgruppen anders aus als bei einem Zwanzigjährigen, und noch anders bei einem Achtzigjährigen. Schlechtestenfalls gehen sie sogar verloren.

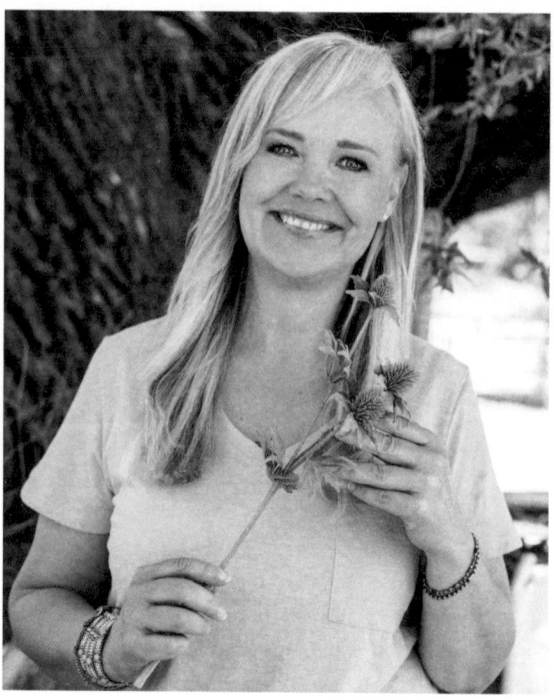

NATÜRLICH DIE BIOLOGISCHE UHR ZURÜCKGEDREHT

Der Körper verfügt über ein großes Reparatur- und Regenerationsset. Wir kennen ja alle den Effekt, den ein paar Tage Urlaub bewirken. Man spürt mehr Energie und innere Stärke. Und auch äußerlich macht sich das bemerkbar. Die Haut wird straffer, und die Augen wirken frischer. »Du siehst aber gut aus«, hören wir dann von anderen. Dabei haben wir vielleicht nur etwas mehr geschlafen als sonst, uns an der frischen Luft bewegt, gutes Essen genossen und hatten keinen großen Stress. Alles ganz natürliche Ingredienzien.

Genau mit solchen natürlichen Zutaten hat die amerikanische Wissenschaftlerin Kara Fitzgerald, die 2005 an der National University of Natural Medicine (NUNM) in Naturheilkunde promoviert hat, ein wissenschaftlich fundiertes Programm für eine Verjüngungskur entwickelt und dieses in einer Studie überprüft, die alle wissenschaftlichen Kriterien erfüllt. Besonderes Augenmerk lag auf einem Anti-Aging- Speiseplan, der vor allem Nährstoffe enthielt, die für den Methylierungszyklus wichtig sind, also den Körper mit jenen Stoffen versorgt, die krank machende Prozesse unterbinden oder rückgängig machen.

Auf dem Speiseplan der Studienteilnehmer standen viel Pflanzenpower, hochwertiges tierisches Eiweiß, gesunde Öle sowie Nüsse und Samen. In Sachen Lebensstil wurden den Probanden täglich 30 Minuten Bewegung, zwei Atemübungen und sieben Stunden Schlaf verordnet. Außerdem sollten sie ab 19 Uhr bis zum nächsten Morgen eine Essenspause einlegen, also ein kleines Intervallfasten absolvieren (Das ausführliche Programm siehe S. 45).

Nach Ablauf der achtwöchigen Studie stand fest: Die epigenetische Uhr der Probanden, die das Programm absolviert hatten, konnte messbar zurückgedreht werden. Die Behandlung mit Diät und Lebensstil war mit einem Rückgang des genetischen Alters (DNAmAge) um 3,23 Jahre im Vergleich zu den Menschen der Vergleichsgruppe (die also wie gehabt lebten) verbunden.

Mit dieser Erkenntnis ist diese Studie nicht allein. So kommt eine Studie, die den Lebensstil sowie das Ernährungsverhalten von 143 eineiigen Zwillingspaaren ausgewertet hat, zu ähnlichen Ergebnissen. Vor allem eine pflanzlich orientierte Ernährung sowie ausreichend Bewegung haben offensichtlich entscheidenden Einfluss, um altersbedingten Krankheiten vorzubeugen und das Altern insgesamt zu verlangsamen.

WOW – IRRE VIELE INFOS AUF WINZIGEM RAUM

Unsere Erbinformation befindet sich gut verpackt in den Zellkernen. Angeordnet sind diese Bauplaninformationen auf einem Strang aus Desoxyribonukleinsäure (DNA). Jeder Strang in jeder Zelle enthält jeweils 22 500 Gene. Ausgewickelt ist ein einziger DNA-Strang etwa 1,8 Meter lang, also oft länger als ein durchschnittlicher Erwachsener. Würde man die gesamte DNA eines einzigen Menschen aneinanderreihen, so ergäbe das die unvorstellbare Strecke von 200×10^{11} Metern, also 20 Milliarden Kilometern. Zum Vergleich: Die Entfernung von der Erde zur Sonne beträgt dagegen im Mittel läppische $1,5 \times 10^{11}$ Meter, also etwa 150 Millionen Kilometer.

Der Anti-Aging-Speiseplan

Im Zentrum der Studie standen die Ernährungsempfehlungen, denn Essen ist so viel mehr als nötige Versorgung mit Energie. Es ist Medizin, die richtig dosiert gesund erhält. Ein Zuviel oder Zuwenig an bestimmten Stoffen macht krank und lässt uns vorzeitig altern. Das bekannteste Beispiel aus der Geschichte ist wohl die Vitamin-C-Mangelkrankheit Skorbut, die unzählige Seefahrer das Leben gekostet hat, bis man entdeckte, dass Sauerkraut und Zitronensaft Abhilfe schaffen. Das Vitamin C selbst wurde erst zu Beginn des 20. Jahrhunderts entdeckt.

DER JUNGBRUNNEN-TAGESPLAN

2 Tassen dunkles Blattgemüse (roh, gehackt)	Spinat, Grünkohl, Mangold, Löwenzahn, Senfblatt (ausgenommen Salatgemüse wie Römer- oder Eisbergsalat)
2 Tassen Kreuzblütler (roh, gehackt)	Brokkoli, Kohl, Blumenkohl, RosenkohL, Pak Choi, Rucola, Grünkohl, Brunnenkresse, Kohlrabi, Mangold, Meerrettich, Rüben
3 Tassen buntes Gemüse	Gemüse Ihrer Wahl (ausgenommen Kartoffeln und Zuckermais)
1 bis 2 mittlere Rüben	Rote Bete, Kohlrübe, Mairübchen
4 EL Kürbiskerne	Auch Kürbiskernbutter möglich
4 EL Sonnenblumenkerne	Auch Sonnenblumenkernbutter möglich
1 zusätzliche Portion Methylgruppenspender	Zur Auswahl: ½ Tasse Beeren (möglichst wilde) ½ TL Rosmarin ½ TL Kurkuma 2 mittelgroße Knoblauchzehen 170 g tierisches Eiweiß (Bioqualität) 2 Portionen Früchte (wenig süß) 2 Tassen grüner Tee (10 Minuten gebrüht) oder 3 Tassen Oolong-Tee (10 Minuten gebrüht)

Es spricht natürlich nichts dagegen, Ihr Essen täglich mit den Methylspendern Rosmarin, Kurkuma und Knoblauch aufzupeppen. Deshalb finden Sie für diese drei wunderbaren Geschenke der Natur auch je eine Karte in diesem Set.

WICHTIGE EXTRAS:

Leber: Wöchentlich 3 Portionen Leber à ca. 80 g sowie

Eier: Wöchentlich 5 bis 10 Stück, möglichst angereichert mit Omega-3-Fettsäuren

Fette: Für die kalte Küche Leinsamen- und Kürbiskernöl, zum Braten Oliven- oder Kokosöl.

Essenspause: Zwischen 19 Uhr und 7 Uhr legen Sie eine Essenspause ein, also sozusagen ein 12-stündiges Intervallfasten.

Meiden oder nur in Maßen: Zucker und Ersatzprodukte, Getreide, Hülsenfrüchte, Bohnen sowie Milchprodukte

Bewahren Sie Lebensmittel möglichst nicht in Kunststoffbehältern auf.

Der Lebensstil-Plan

Die Weltgesundheitsorganisation (WHO) bezeichnet chronischen Stress als eine der größten Gesundheitsgefahren des 21. Jahrhunderts. Dabei ist emotionaler Stress genauso bedrohlich wie körperlicher. Ähnliches trifft auf den allseits vorhandenen Bewegungsmangel zu. Durch ausreichende körperliche

Aktivität könnten laut WHO sogar Millionen vorzeitiger Todesfälle verhindert werden. Nicht umsonst heißt es: Wer rastet, der rostet. Denn regelmäßige Bewegung spielt eine entscheidende Rolle für die körperliche und seelische Gesundheit. Sie kann unter anderem Herzkrankheiten, Typ-2-Diabetes, Gelenkverschleiß, aber auch Depressionen verhindern. Deshalb gehören zum Verjüngungsprogramm (fast) tägliche Bewegungs- und Entspannungsübungen.

Bewegung: Mindestens 30 Minuten am Tag an mindestens 5 Tagen pro Woche

Stressbewältigung: Täglich zwei Atem-/Entspannungsübungen und etwa 7 Stunden Schlaf pro Nacht. Mit ausreichend Schlaf, Entspannung und moderater Bewegung haben wir neben einer Verjüngungsdiät drei weitere natürliche Medikamente zur Verfügung, um die biologische Uhr zurückzustellen. Ein beeindruckendes Beispiel dafür, was wir selbst in der Hand haben!

NAHRUNG IST INFORMATION FÜR DIE GENE

Eins haben alle ausgewählten Lebensmittel gemeinsam: Sie sind reich an »Methylspendern«. Werden sie dem Körper über die Ernährung zur Verfügung gestellt, kann er sie je nach Bedarf zum An- oder Ausschalten von Genen nutzen. Um diesen Stoffwechsel in Gang zu halten, braucht es vor allem viel Folat, ein B-Vitamin, genauer gesagt Vitamin B_9, den meisten bekannt als Folsäure. Das erklärt die Leber auf dem Speiseplan, die besonders reich an Folat ist, ganz vorn Puten- und Rinderleber. Aber auch Eier, Kohl, Spinat, Vollkornprodukte, Weizenkeime und Weizenkleie, Erd- und Walnüsse beliefern uns mit diesem wichtigen B-Vitamin. Für den Kohlenstoffwechsel werden weiterhin die Vitamine B_6, B_{12} sowie Cholin, Betain und Methionin benötigt, die ebenfalls reichlich auf dem Speiseplan stehen, ebenso wie Vitamin C und Vitamin A und E. Andere bioaktive Stoffe wie die Schwefelstoffe im Kohl, in Rettich und Kresse oder die Curcumine im Kurkuma, die Rosmarinsäure oder die Farbstoffe in Früchten und Gemüse sind genauso wichtig.

WOW – UNVORSTELLBARE ZAHLEN

Ein Mensch kann aus bis zu 100 Billionen Zellen bestehen. Noch verrückter ist es, dass wir zusätzlich eine ebenso große Anzahl an Bakterien in unserem Darm beherbergen. Dieses Mikrobiom bringt etwa

2 Kilogramm auf die Waage. Seine Zusammensetzung hat entscheidenden Einfluss auf unser Immunsystem, die Abwehr unliebsamer Erreger und die Bekämpfung entzündlicher Prozesse. Eine ballaststoffreiche Kost plus fermentierte Lebensmittel wie Joghurt, frisches Sauerkraut oder auch Käse sind wichtig für eine Überzahl der guten Bakterien, die krank machende in Schach halten können.

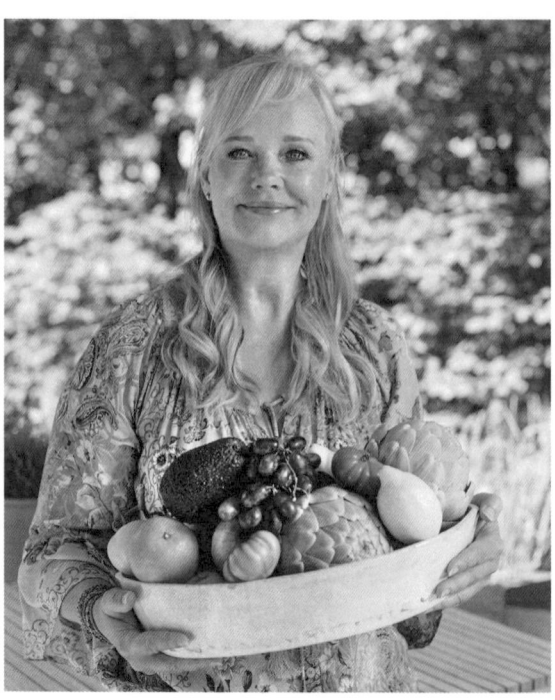

DIE LEBENSMITTEL-APOTHEKE

Ernährung – eine Wissenschaft für sich. Die Ernährungswissenschaft ist die jüngste Disziplin unter den Wissenschaften. Es ist absolut spannend, was da in den letzten Jahrzehnten in Bezug auf Lebensmittel entdeckt wurde. Das Fach ist zwischen Medizin und Biochemie angesiedelt. Kein Wunder, denn die hochkomplexen Nährstoffe werden von dem noch komplexeren System Mensch verarbeitet. Ein riesiges Chemielabor, das Tag und Nacht im Einsatz ist.

Das Zellwunder Folsäure

Auf dem Verjüngungsprogramm steht ein Vitamin ganz oben auf dem Zettel, das Folat. Landläufig wird von Folsäure gesprochen. Korrekt handelt es sich dabei allerdings um die synthetisch hergestellte Variante. Erstmalig wurde es 1941 aus Spinatblättern extrahiert. Deshalb auch der Name, der sich vom lateinischen Wort »folium« für »das Blatt« ableitet. Aber welche immense Bedeutung dieses Vitamin für den Menschen hat, blieb noch lange im Dunkeln. So auch sein Einfluss auf die Entwicklung von Embryos. Zwei englischen Ärztinnen ist zu verdanken, dass sie 1965 erstmals eine Studie präsentierten, in der sie einen Zusammenhang zwischen dem Folatstatus von Müttern und dem Auftreten von Neuralrohrdefekten bei Embryonen, die zu schweren

Schäden am Rückenmark oder Gehirn führen, zur Diskussion stellten. Heute zweifelt niemand mehr an diesem Zusammenhang. Denn dieses Vitamin B_9 spielt beim Zellwachstum und der Zellerneuerung eine fundamentale Rolle. Und das nicht nur beim Embryo oder Kindern, sondern bis ins hohe Alter. Folat ist an der Blutbildung sowie am Eiweiß- und Fettstoffwechsel beteiligt. Eine ganz wichtige Funktion hat es beim Schutz vor Herz-Kreislauf-Erkrankungen, denn es sorgt auch für eine Regulierung von Homocystein. Ein Zuviel dieses Stoffwechselprodukts schädigt die Gefäße mit den bekannten Folgen Herzinfarkt oder Schlaganfall.

In größeren Mengen enthalten viele pflanzliche Lebensmittel und Leber Folat.

Täglicher Bedarf in Mikrogramm: Erwachsene = 300 µg, Schwangere = 550 µg, Stillende = 450 µg

DIE 10 TOP LEBENSMITTEL
Mikrogramm Folat / 100 Gramm

1. Weizenkeime 520 µg
2. Hühnerleber 380 µg
3. Kichererbsen 340 µg
4. Rinderleber 242 µg
5. Sojabohnen 240 µg
6. Bohnen, weiß 187 µg
7. Grünkohl 187 µg
8. Erdnuss 170 µg
9. Linsen, trocken 168 µg
10. Sojasprossen 160 µg

Aber auch Brokkoli, Feldsalat, Endivien, Rosenkohl, Vollkornprodukte oder Eier sind hervorragende Quellen. Mit einer abwechslungsreichen Ernährung sorgen Sie für eine ausreichende Versorgung. Folate sind kleine Mimosen und empfindlich gegenüber Licht sowie Hitze. Bereiten Sie alles schonend zu und essen Sie möglichst frisches Obst und Gemüse.

Gesunde Farben und Aromen

Sie leuchten in wunderschönen Farben oder kommen eher unscheinbar daher. Sie duften wunderbar oder riechen unangenehm. Die Pflanzenwelt überrascht mit einer ungeheuren Farb- und Duftvielfalt. Seit Beginn der 90er-Jahre des vergangenen Jahrhunderts beschäftigt sich die Wissenschaft mit speziellen Pflanzenstoffen, die als »sekundäre Pflanzenstoffe« bezeichnet werden. Etwa 100 000 verschiedene sind derzeit bekannt. In der Natur erfüllen sie ganz unterschiedliche Funktionen. Sie locken Insekten an, regulieren das Wachstum oder schützen vor Fressfeinden und Krankheiten.

Und genauso schützen sie auch den Menschen. Die roten, gelben, violetten und grünen Farbstoffe der Pflanzen fangen freie Radikale ab und schützen so z. B. vor Entzündungen. Die Farbstoffe Lutein und Zeaxanthin, die in hohen Mengen im Grünkohl, aber auch in anderen Gemüsesorten und Obst vorkommen, können besonders die Augen schützen. Und der Farbstoff, der den Tomaten ihre rote Farbe verleiht, das Lycopin, gehört zu den stärksten Antioxidantien (siehe Kartenset) gegen Krebs. Wissenschaftler gehen davon aus, dass sie ein Übermaß an oxidativem Stress verhindern, welcher eine maßgebliche Rolle auch bei der Entstehung von degenerativen Erkrankungen wie Arteriosklerose oder Gelenkerkrankungen (Arthrose) spielt.

Die stark in die Nase steigenden Stoffe aus dem Knoblauch (vor allem Allizin) wirken unter anderem Bakterien, Pilzen und Viren entgegen.

Daher stehen auf dem Verjüngungsprogramm täglich so viele unterschiedliche Gemüse- und Obstportionen. Sie sind Pakete voller lebenswichtiger Vitamine, Mineralien sowie sekundärer Pflanzenstoffe, die uns stärken und schützen.

Also beißen Sie kräftig rein in knackige Kohlrabis, saftige Tomaten oder wunderbares Obst.

Power in Kohl & Konsorten

Kohlgemüse sind botanisch Kreuzblütler (Brassicaceae), was auf ihre kreuzförmig angeordneten Blüten zurückzuführen ist. Verwandte in dieser Familie gibt es reichlich. Die wichtigsten in der hiesigen Küche gebräuchlichen Gemüse und Kräuter sind: Alle Kohlsorten und Rettiche, Brunnen- sowie Kapuzinerkresse, Rucola, Chinakohl, aber auch Steckrüben, Senfblätter, Meerrettich und Wasabi. Im Verjüngungsprogramm stehen sie täglich auf dem Speiseplan. Für die Prävention von Krankheiten sind alle Kreuzblütler eine geniale Apotheke voller natürlicher Medikamente. Sie sind eine ausgezeichnete Quelle für die Vitamine A, B_6, B_9 (Folat) und K. Übrigens sind in 100 Gramm Grün- und Rosenkohl sowie in Brokkoli auch große Mengen Vitamin C versteckt – sogar doppelt so viel wie in Zitronen.

Der Clou: Alle Kreuzblütler enthalten hochkonzentriert Senfölglykoside (Glucosinolate), die unter anderem eine krebshemmende Wirkung haben. Außerdem wirken sie antioxidativ und reduzieren Entzündungen. Auch das Risiko für die Entstehung eines Diabetes Typ 2 wird durch den reichlichen Verzehr von Kreuzblütlern gesenkt.

Kohl & Konsorten versorgen uns zudem mit vielen Ballaststoffen, die nicht nur satt machen und die Verdauung ankurbeln, sondern auch bestes Futter für die Darmbakterien hergeben und somit für ein gesundes Mikrobiom sorgen.

Viele eignen sich gut für die Rohkost. Wenn Sie das Gemüse garen (müssen), dann bitte schonend, damit dieser natürliche Medikamentenmix nicht durch zu viel Hitze an Wert verliert.

WOW – EIN ALTER HELFER IN DER NOT

Im alten Griechenland und bei den Römern durfte Kohlgemüse in keinem Gemüsegarten fehlen und galt ebenso als Heilpflanze. In der Klosterheilkunde wurde der Kohlsaft beispielsweise gegen Magenbeschwerden verordnet. Bis ins 19. Jahrhundert wurden Kohlblätter in der Volksmedizin zum Heilen auf Wunden gelegt, auch bei Tieren. Heute erleben Wickel aus Kohl- oder Wirsingblättern in der Naturheilkunde eine Renaissance. Sie sind ein wirksames Mittel gegen Arthroseschmerzen, und Hebammen empfehlen Auflagen bei Milchstau sowie Brustentzündungen.

Ein Hoch auf die Rüben

Jeden Tag ein bis zwei mittlere Rübchen, so steht es auf dem Speiseplan der Verjüngungskur. Gemeint sind Rote Bete, Mairübchen oder die Steckrübe, auch als Kohlrübe bekannt. Letztere gehört ebenfalls zur Familie der Kreuzblütler, mit allen oben beschriebenen gesundheitlichen Vorzügen. Kohlrüben sind reich an vielen B-Vitaminen, darunter Folat. Außerdem hat die Rübe auch eine gehörige Portion Vitamin C im Gepäck. Sie kommt zudem mit 35 bis 40 kcal pro 100 Gramm ausgesprochen kalorienarm daher. Üblicherweise wird die Kohlrübe als Eintopf zubereitet. Aber für die Verjüngungskur würde ich mir regelmäßig ein Rübenmus zubereiten, geschmacklich vielleicht noch mit einer Möhre aufgepeppt. Der passt dann als Beilage gut zu den Leberportionen oder anderen Fleischvarianten anstelle des Kartoffelbreis.

Die Rote Bete wiederum bereichert unseren Gesundheitscocktail unter anderem mit Betain. Es ist am Stoffwechsel der Aminosäure Methionin beteiligt, die wir für den Muskelaufbau brauchen. Wenn etwas mit der Methylierung schiefläuft, dann entsteht aus diesem Methionin das gefäßschädliche Homocystein. Dumm gelaufen sozusagen.

Und hier hat Betain seinen großen Auftritt. Es spendet sozusagen eine eigene Methylgruppe, und zack wird aus Homocystein wieder Methionin. Ein weiteres Beispiel dafür, dass wir uns mit dem richtigen Essen regelrecht gesund essen oder schädliche Prozesse wieder umkehren können. Auch Folsäure und das Vitamin B_6, die in der Roten Bete vorkommen, sind Gegenspieler des Homocysteins.

Neben vielen anderen gesundheitlichen Effekten kann Rote Bete auch den Blutdruck senken. Die Knolle enthält viel Nitrat, was im Stoffwechselprozess zu Stickstoffmonoxid umgebaut wird. Dieses Gas macht die Gefäße geschmeidig, befähigt sie zu besserer Dehnbarkeit. Der Effekt: Der Blutdruck sinkt. Außerdem enthält Rote Bete viel von den wichtigen Herzmineralien Kalium und Magnesium. Ein Grund mehr, öfter mal zur Knolle oder zum Saft zu greifen. Übrigens schmecken die jungen Blätter gut im Salat.

Von der Kraft der Kerne

Kerne, also Samen, sind wahre Nährstoffwunder. Sie speichern auf kleinstem Raum alles, was eine Pflanze zum Werden braucht, sie sind so etwas wie Embryonen der Pflanzenwelt und echte Kraftpakete.

Auf dem Anti-Aging-Speiseplan werden täglich Sonnenblumen- und Kürbiskerne empfohlen. Sie enthalten hohe Mengen an Öl, größtenteils ungesättigte Fettsäuren. Aber auch Eiweiß, Vitamine, Mineralstoffe und unzählige sekundäre Pflanzenstoffe sind in diesen kleinen Samen verpackt.

Kürbiskerne: Sie sind voll mit medizinisch wertvollen ungesättigten Fettsäuren, in denen unter anderem Phytosterole, also pflanzliche Hormone vorkommen, die abschwellend und entzündungshemmend wirken. Eine große Vielzahl antioxidativer sekundärer Pflanzenstoffe wie Phytoöstrogene, Flavonoide oder Phenolsäuren entfalten an unterschiedlichen Stellen im Körper ihre Wirkungen. Kürbiskerne enthalten fast alle B-Vitamine, besonders viel B_1 und Folsäure, sowie viel Vitamin E. Bei den Mineralien zeichnet sich der Kern durch beträchtliche Mengen an Magnesium, Eisen sowie Zink aus. Magnesium unterstützt einen gesunden Blutdruck und Herzrhythmus. Eisen benötigen wir für die Blutbildung, und Zink kommt dem Immunsystem zugute. Eine Besonderheit: Kürbiskerne enthalten recht viel Eiweiß, das auch noch biologisch wertvoll ist. Das heißt, es kann vom Körper besonders gut aufgenommen und verwertet werden. Es liegt deutlich über dem Referenzwert 100 des Hühnereis, nämlich bei 816! Diese Eiweiße fördern unter anderem die Bildung von Verbindungen, die giftige Metalle abfangen und über den Urin ausscheiden.

In einer Übersichtsarbeit, die alle bis 2020 veröffentlichten Studien ausgewertet hat, kommen Wissenschaftler zu folgendem Fazit: Kürbiskerne haben eine starke antioxidative Wirkung, helfen bei der Regulierung des Zuckerstoffwechsels, können vor Krebs schützen und haben antidepressive Eigenschaften. Darüber hinaus haben diese Bioaktivstoffe Potenzial bei der Linderung mikrobiologischer Infektionen, Leber- und Prostataerkrankungen. Auch die Vermeidung von Wurmerkrankungen konnte festgestellt werden.

Sonnenblumenkerne: Sie sind ebenfalls von Interesse für die Wissenschaft. In einer Übersichtsarbeit hat ein thailändisches Forscherteam die Inhaltsstoffe unter die Lupe genommen. So kommt in den Kernen ein schwefelhaltiges Eiweiß (Protein) vor, das wichtig für die Produktion des »Königsantioxidans« Glutathion ist. Die körpereigene Produktion dieses antioxidativen Stoffes nimmt im Alter ab. Eine Zufuhr über die Ernährung hilft, die körpereigenen Reserven immer wieder aufzufüllen.

Andere Proteine haben eine blutdrucksenkende Wirkung.

Das Öl in den Kernen wirkt sich positiv auf das Gesamtcholesterin aus und verringert auch das »schlechte« LDL-Cholesterin, was das Risiko für Herz-Kreislauf-Erkrankungen mindert. Außerdem wirkt es ebenfalls antioxidativ, entzündungshemmend und wundheilend.

Eine ungeheure Menge an sekundären Pflanzenstoffen unterstützt die Regulierung des Blutzuckers und hat somit antidiabetische Effekte. Sonnenblumenkerne bestechen durch einen sehr hohen Vitamin-E-Gehalt, ebenfalls ein Antioxidans. Auch hohe Konzentrationen an Vitamin A und C sowie den Mineralien Kalzium, Eisen, Magnesium, Phosphor, Kalium, Selen und Zink finden sich in den Kernen.

Fitmacher Rosmarin

Rosmarin gilt von alters her als geistiger Fitmacher. So wird berichtet, dass die Schüler von Sokrates Rosmarinkränze trugen, wenn sie etwas auswendig lernen sollten. Der Botaniker und Arzt Otto Brunfels (1488–1534) spricht bereits vor knapp 500 Jahren davon, dass dieses Kraut nicht nur das Gedächtnis vor Verfall schützt, sondern sogar das Alter zurückdrehen kann, wenn man es alle Tage nimmt: »Stercket die Memory, das ist die Gedächtnüß, behütet vor der Pestilentz, erwärmet das Marck in den Beynen. Bringt die Sprach wieder, macht jung geschaffen, retardiert das Alter, so man es allentag trincket.« Gut beobachtet und heute wissenschaftlich bestätigt.

Etliche Studien belegen tatsächlich die Wirkung von Rosmarin auf die Gedächtnisleistung und das Konzentrationsvermögen. So konnten Studienteilnehmer unter dem Einfluss von ätherischem Rosmarinöl – also durch Einatmen des Duftes – mathematische Aufgaben besser lösen, und auch das Langzeitgedächtnis wurde offensichtlich positiv beeinflusst. Eine Studie aus dem Jahr 2018 geht davon aus, dass der tägliche Genuss von Rosmarin als Gewürz gedächtnisfördernd und angstlösend wirkt. Die 100-Jährigen aus dem italienischen Örtchen in Acciaroli (siehe S. 12) jedenfalls essen täglich davon und beeindrucken auch durch ihre geistige Fitness.

Verantwortlich dafür ist die Rosmarinsäure, die erstmals 1958 aus Rosmarin isoliert wurde und deshalb so heißt. In anderen Kräutern wie Thymian oder Salbei kommt sie ebenfalls vor. Rosmarinsäure ist eine natürliche phenolische Verbindung, die eine ausgewogene Methylierung unterstützt. Mit anderen Worten, Rosmarinsäure kann bei einer gesunden Zellregeneration und dem optimalen An- und Ausschalten von Genen helfen. Weitere Pflanzenstoffe wie die Urolsäure und Carnosolsäure sorgen dafür, dass Rosmarin entzündungshemmend wirkt, und auch bei einigen Krebsarten konnten schützende Effekte beobachtet werden. Die Wissenschaft hat Rosmarin fest im Blick, und wir sollten dieses wunderbare Würzkraut so oft wie möglich nutzen. Man kann übrigens auch einen Tee daraus kochen, der anregend wirkt und uns morgens auf Touren bringt.

Dafür 1 TL getrocknete oder 2 TL frische Rosmarin-
blätter mit 150 ml kochendem Wasser übergießen,
10 Minuten abgedeckt ziehen lassen, danach ab-
seihen und trinken.

WOW – ROSMARIN LÄSST HAARE WACHSEN

Eine klinische Studie aus dem Jahr 2015 verglich
die Wirkung von Rosmarinöl im Vergleich zu Min-
oxidil, einem Haarwuchs-Medikament, bei der Behandlung von androgenetischer Alopezie (männli-
chem Haarausfall). Die Studie zeigte, dass beide
nach sechs Monaten Behandlung gleichermaßen
wirksam waren. Außerdem hatte die Gruppe, die
Rosmarinöl verwendete, verminderte Symptome von
Juckreiz auf der Kopfhaut.

Starker Stänker Knoblauch

Die im Knoblauch enthaltene Schwefelverbindung
Alliin verwandelt sich, sobald man das Gemüse zerkleinert, in Allizin. Dann fängt der Knobi an zu stin-
ken. Aber genau dieser Müffel hat es in sich. Allizin
wird eine starke antioxidative, entzündungshemmende und keimhemmende Wirkung attestiert.
Weitere sekundäre Pflanzenstoffe wie das Diallyl-
sulfid hemmen die Blutgerinnung, und Saponine
wirken zusätzlich hormonstimulierend und pilz-
hemmend.

WOW – ANTIBAKTERIELLE WUNDERKNOLLE

Allizin bekämpft nicht nur Viren und Pilze, sondern auch Bakterien. Darum wird Knoblauch auch als natürliches Antibiotikum bezeichnet. Den ersten wissenschaftlichen Nachweis für die antibakterielle Wirkung von Knoblauch lieferte der französische Nobelpreisträger und Chemiker Louis Pasteur (1822 bis 1895). Im Ersten Weltkrieg wurde Knoblauch aufgrund eines Mangels an Alternativen zur Desinfektion bei medizinischen Eingriffen sowie zur Bekämpfung von Ansteckungskrankheiten verwendet. Auch im Zweiten Weltkrieg hatte Knoblauch einen hohen Stellenwert. Man verwendete ihn als »mildes Antibiotikum« und als Antiseptikum gegen Wundbrand.

Anti-Aging-Gewürz Kurkuma

Curcumin (chemisch Diferuloylmethan), Hauptbestandteil der Wurzel, sowie verschiedene Curcumoide, also Abkömmlinge von Curcumin, zählen zu den stärksten Stoffen in der Natur. Sie verbessern die Zellkommunikation, mindern Entzündungen, wirken schmerzlindernd, entzündungshemmend, krebshemmend und können das Gehirn vor degenerativen Erkrankungen bewahren. Curcumin aktiviert außerdem körpereigene Proteine, die für die natürliche Bekämpfung von Tumorzellen zuständig sind. Es stärkt das Immunsystem und kann sogar Alterungsprozesse verlangsamen.

Dies liegt unter anderem daran, dass Kurkuma einen Effekt auf die Chromosomen hat. Genauer gesagt auf die Enden der Chromosomen, die sogenannten Telomere. Sie wirken wie Schutzkappen für die DNS, unser Erbgut. Bei jeder Zellteilung werden diese Enden etwas kleiner. Kurkuma aktiviert ein körpereigenes Enzym namens Telomerase. Dieses sorgt dafür, dass sich Telomere regenerieren können. Zudem schützt Kurkuma aufgrund seiner antioxidativen Wirkung vor Hautschäden und Alterungsprozessen durch freie Radikale. Die Kurkuma-Wirkstoffe werden auch als Jungbrunnen der Natur bezeichnet.

WOW – HEILIGE PFLANZE

Im Ayurveda, der wohl ältesten systematischen Gesundheitslehre, spielt Kurkuma schon immer eine wichtige Rolle. In Indien gilt die Pflanze als heilig. Sie wurde schon vor 4000 Jahren als Würz-, Heil- und Färbemittel verwendet. Heute ist Kurkuma dabei, zum medizinischen Superstar aufzusteigen. Allein in der Wissenschaftsdatenbank PubMed wurden 16 000 Artikel bis zum Jahr 2020 über dieses Gewürz veröffentlicht. In der ayurvedischen Lehre galt und gilt die Kurkumawurzel als energiespendend und reinigend. Sie facht das Verdauungsfeuer (Agni) an, ein zentrales Element im Ayurveda. Kurkuma schafft das Kunststück, den Körper zu reinigen und gleichzeitig zu stärken.

Gesundheitshelfer Obst

Zum Must-have-Verzehrprogramm können Sie zusätzlich wählen, ob Sie täglich lieber 2 Portionen Obst (mit einem niedrigen glykämischen Index) oder eine halbe Tasse Beeren essen. Der glykämische Index (GI) gibt in Zahlen die blutzuckersteigernde Wirkung eines Lebensmittels an. Bei einem Wert bis 55 handelt es sich um einen niedrigen GI. Bei Obst fallen darunter: Äpfel, Aprikosen, Birnen, Erdbeeren, Grapefruit, Kirschen, Mango, Orangen, Papaya, Pfirsiche und Pflaumen.

Zur Vorbeugung von Krankheiten sind neben Vitamin C vor allem die Flavonoide, die zur Gruppe der Polyphenole gehören, in Beeren und Obst interessant. Sie gehören zu den bioaktiven Stoffen, die gegen ein vorzeitiges Altern helfen. Polyphenole bekämpfen Entzündungen, ein Hauptfaktor für das Entstehen vieler Erkrankungen. Sie fördern die Herzgesundheit, senken das Krebsrisiko und schützen vor geistigem Verfall.

Als Faustregel gilt: Je dunkler die Farbe, desto höher der Gehalt.

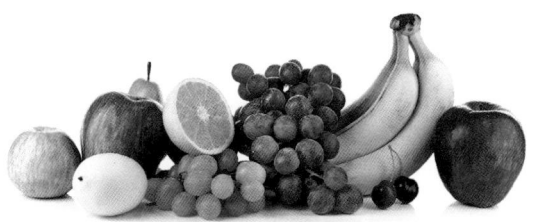

DIE TOP-5-OBSTSORTEN UND IHR POLYPHENOL-ANTEIL:

Aroniabeeren: mehr als 1700 mg/100 g
Schwarze Johannisbeeren: 758 mg/100 g
Heidelbeeren: 560 mg/100 g
Pflaumen: 377 mg/100 g
Süßkirschen: 274 mg/100 g

Geheimtipp grüner Tee

Zur Getränkeempfehlung der Verjüngungskur gehören täglich zwei bis drei Tassen grüner Tee beziehungsweise Oolong-Tee.

Grüner Tee ist aus der asiatischen Trinkkultur nicht wegzudenken. Und es wird viel davon getrunken. Das scheint auch der Grund zu sein, warum im asiatischen Raum Herzinfarkte und Schlaganfälle – obwohl dort in der Regel noch viel geraucht wird – im Verhältnis relativ selten sind. Dass es am hohen Konsum von grünem Tee liegt, meinen jedenfalls Forscher der Yale School of Medicine, die dem »Asiatischen Paradoxon« nachgegangen sind. Sie analysierten mehr als 100 Studien zum Thema Grüntee. So scheint der tägliche Konsum von etwa 1,2 Litern einen gewissen Schutz vor diesen Krankheiten zu bieten. Der Schutzfaktor heißt EGCG = Epigallocatechingallat, ebenfalls ein sekundärer Pflanzenstoff aus der Gruppe der Polyphenole, der im Grüntee und seiner Halbschwester, dem Oolong-Tee, reichlich vorhanden ist. Er ist ein wichtiger Player, um den oxidativen Stress in den Zellen zu verhindern, den Fettstoffwechsel zu regulieren und das Verkleben von Blutplättchen zu mindern. Weniger oxidativer Stress bedeutet auch weniger Entzündungen und ein besseres Immunsystem. Also nicht abwarten, sondern immer mal wieder grünen Tee trinken. Eine gute Prophylaxe, um gar nicht erst krank zu werden.

KLEINE TEEKUNDE

Ob schwarz, grün oder Oolong – der Ausgangsstoff ist die gleiche Teepflanze, die Camellia sinensis.

Grüner Tee: Die Blätter werden gleich nach der Ernte gedämpft. Durch die Hitze wird eine Oxidation verhindert, und so bleibt die typische grüne Farbe der Blätter erhalten, ebenso wie die Polyphenole.

Schwarzer Tee: Die Blätter werden zusammengerollt und zerkleinert. Dadurch brechen die Zellwände auf, und Zellsaft wird freigesetzt. Anschließend werden die Blätter fermentiert. Die austretenden Säfte reagieren dabei mit der Luft, und die Blätter bekommen ihre dunkle Farbe und das herbe Aroma.

Oolong-Tee: Der Herstellungsprozess ähnelt dem von schwarzem Tee, allerdings wird der Fermentationsprozess früher unterbrochen, sodass diese Blätter nur teilfermentiert sind.

MIT BEWEGUNG LÄNGER LEBEN

Mit täglich 7000 Schritten können Sie Ihr Leben verlängern, wie eine Studie belegt. Forscher konnten ebenso nachweisen, dass körperlich aktive ältere Menschen besser vor Alzheimer geschützt sind und ihre geistige Leistungsfähigkeit erhalten bleibt. Aller guten Dinge sind drei: Eine weitere Studie weist nach, dass regelmäßige körperliche Aktivität mit niedrigeren Homocysteinspiegeln (siehe S. 24) einhergeht, was die Methylierungskapazität erhöht und

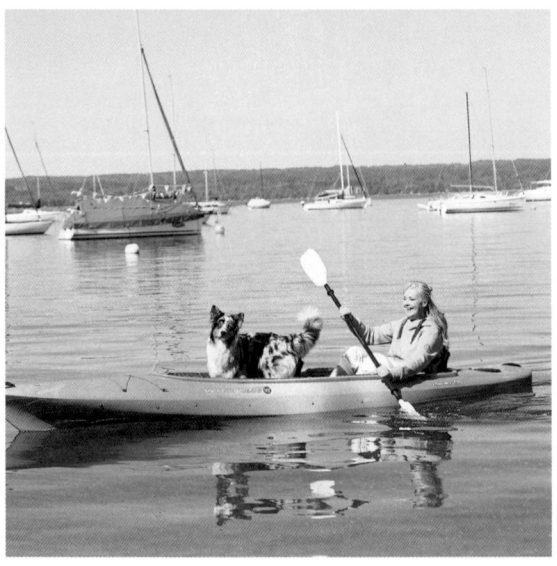

somit einen wichtigen Baustein der Verjüngungskur darstellt. Abgesehen von Studien weiß der Volksmund: Wer rastet, der rostet. Denn wir sind von Natur aus nicht für ein Leben auf Stühlen, Sesseln und Sofas gemacht, sondern genetisch fürs Sammeln und Jagen ausgestattet. Etwa 20 Kilometer war das Tagespensum unserer Vorfahren. Alles, was man zum Leben brauchte, musste man/frau »erlaufen«; ob Nahrung, Trinkwasser, Baumaterialien oder Heilmittel. Da ist es nicht verwunderlich, dass uns motorische Unterforderung schadet und irgendwann unweigerlich krank macht. Bei allen Zivilisationskrankheiten spielt Bewegungsmangel eine entscheidende Rolle.

Bewegung hingegen wirkt wie eine Superimpfung gegen alles: Bluthochdruck, Diabetes, Herzinfarkt, Osteoporose, Schlaganfall, Fettstoffwechselstörungen und sogar gegen die Abnutzung der Gelenke, weil sie deren Regeneration fördert. Sie bewahrt uns vor Entzündungen und sogar vor Tumoren. Jede Bewegungseinheit trainiert nicht nur die Muskeln, sondern auch das Immunsystem. Bewegung hilft dabei, dass alle Organe und Gewebe besser versorgt und Abfallstoffe entsorgt werden. Auch unser Oberstübchen profitiert davon. Die bessere Durchblutung des Gehirns steigert die Gedächtnisleistung und stoppt gleichzeitig belastende Gedanken. Sie finden in diesem Booklet daher drei Karten mit Vorschlägen, wie Sie vor allem mehr Bewegung in den Alltag einbauen können. Denn jeder Schritt zählt!

KÖRPEREIGENES »CANNABIS« DURCH SPORT

Viele Erkrankungen entstehen auf der Basis von Entzündungen. Dazu gehören Gelenkentzündungen (Arthritis), Herzerkrankungen, Gefäßverschlüsse oder gar Krebs. Es ist seit Langem bekannt, dass Bewegung chronische Entzündungen im Körper verringert.

Einer neuen Studie zufolge liegt das daran, dass Sport die Produktion von körpereigenen, in der Wirkung dem Cannabis (auch bekannt als Haschisch) ähnlichen Substanzen, sogenannten Endocannabinoiden, im Darm erhöht. Dort übernehmen sie eine Mittlerfunktion und sorgen für mehr »gute« Darmbakterien. Diese – wie beispielsweise Bifidobakterien – produzieren wiederum entzündungshemmende kurzkettige Fettsäuren und verhindern, dass entzündungsfördernde Bakterien im Darmmikrobiom die Oberhand bekommen. Mindestens ein Drittel der entzündungshemmenden Wirkung der Darmflora – so das Ergebnis der Studie – war auf den Anstieg der Endocannabinoide durch Sport zurückzuführen.

WENIGER STRESS – MEHR GESUNDHEIT

Kurzfristiger Stress ist nicht das Problem. Ohne den geht es im Leben nicht ab. Dafür steht uns ein gut funktionierendes Stressverarbeitungssystem zur Verfügung.

Das Problem ist anhaltender Stress. Dann übernimmt das Stresshormon Cortisol sozusagen auch das Dauer-Kommando. Nicht nur der Blutdruck schießt dann in die Höhe, auch Zucker- und Fettstoffwechsel werden negativ beeinflusst. Ebenso leidet das Immunsystem. Es wird heruntergeregelt, also quasi unterdrückt. Die stressbedingten Entzündungen werden nicht mehr vom Körper eingedämmt und zündeln latent weiter. Man spricht von einer *silent inflammation*, also einem Entzündungsgeschehen, das lange Zeit unterhalb von messbaren Laborparametern sein Unwesen treibt, bis es dann zu akuten Ausbrüchen kommt. Das Ergebnis: ein gesteigertes Risiko für Allergien, Infekte, Herzinfarkt und für die Entstehung von Krebs oder Autoimmunerkrankungen.

Wir können über verschiedene Mechanismen stressbedingten Entgleisungen entgegenwirken. Dafür braucht unser Immunsystem gesundheitsförderliche Informationen. Die kann man über den Kopf, also auf der Gefühls- und Gedankenebene, an den Körper senden oder direkt über die körperliche Schiene. Zwei Beispiele:

KOPF AN KÖRPER:

Meditation beruhigt den Geist, macht fokussierter und erhöht die mentale Widerstandskraft. Auf der körperlichen Ebene wird der Blutdruck gesenkt und das Immunsystem gestärkt (siehe Karte).

KÖRPER AN KOPF:

Saunieren wirkt entspannend auf das vegetative Nervensystem, denn es werden weniger Stresshormone ausgeschüttet. Dies führt zur Senkung von Entzündungsprozessen im Körper, und auch der Kopf entspannt, das Gedankenkarussell wird gestoppt, und wir werden oft angenehm müde (siehe Karte).

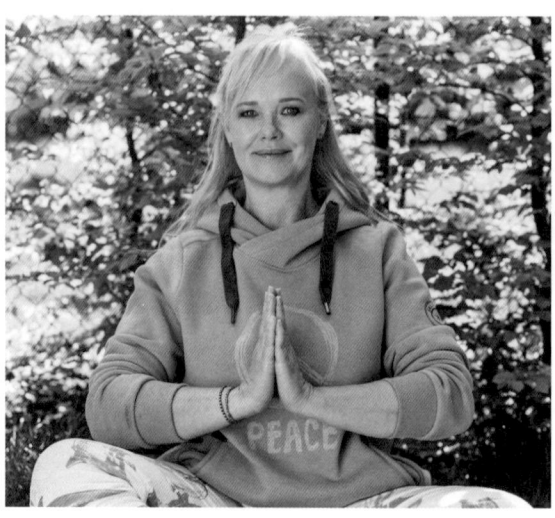

DAS NÄCHTLICHE GESUNDHEITSPROGRAMM

Das Verjüngungsprogramm empfiehlt täglich mindestens sieben Stunden Schlaf und außerdem von abends 19 Uhr bis morgens nichts zu essen, also eine Fastenzeit einzulegen. Die Kombination macht total Sinn.

Schönheitsschlaf

Der Begriff kommt nicht von ungefähr. Im Schlaf legen die Reparatur- und Regenerationskolonnen in unserem Körper so richtig los. Denn nachts wird besonders viel Wachstumshormon (Growth Hormone = GH) produziert. Es sorgt dafür, dass beschädigtes Gewebe repariert wird, erschöpfte Körperzellen regenerieren und, wie der Name sagt, auch neue wachsen. Deshalb haben übrigens Kinder einen viel höheren Schlafbedarf. Das Hormon reguliert darüber hinaus Stoffwechselvorgänge wie die Blutzuckerbildung oder den Fettabbau ebenso wie den Knochen- und Muskelaufbau.

Das Wachstumshormon sorgt auch für eine Glättung der Haut, indem das Gewebswasser gleichmäßig verteilt wird. Das Gesicht profitiert davon besonders. Ausgeruhte Menschen wirken frischer als unausgeschlafene. Und sie wirken attraktiver auf andere Menschen, wie eine schwedische Studie belegt. Übrigens sind wir morgens etwa 2 Zentimeter größer. Der Grund: die Bandscheiben erholen sich und nehmen vermehrt Flüssigkeit auf. Auch das Immunsystem arbeitet auf Hochtouren. Es werden in großer Zahl immunaktive Stoffe ausgeschüttet. Ohne dass wir es merken, bekämpfen sie Krankmacher und ersticken so viele kleinere Infektionen im Keim. Dafür benötigt das Immunsystem etwa fünf Stunden in der Nacht. Umgekehrt signalisiert der Körper bei einer Infektion ein erhöhtes Schlafbedürfnis und will sich im wahrsten Sinne des Wortes gesund schlafen.

Intervallfasten

Ein großes Reinigungsprogramm wird beim Fasten aktiviert. Da die Zellen keine Nahrung von außen bekommen, stürzen sie sich auf eigene alte und defekte Bestandteile und verbrennen sie. Die Zelle bekommt Energie und befreit sich gleich noch von Altlasten. Die Zellreparatur gelingt nur dann optimal, wenn der Insulinspiegel niedrig ist. Essen wir aber noch spät, dann bekommt die Bauchspeicheldrüse das Signal, Insulin bereitzustellen, damit der Zucker aus der Nahrung in die Zellen gelangt. Insulin unterdrückt als Gegenspieler das Schlafhormon Melatonin, sodass wir nicht nur schlechter schlafen, sondern alle Reparatur- und Regenerationsprozesse weniger gut ablaufen.

Also lieber auf spätes Essen verzichten, dafür besser schlafen und jünger werden.

JETZT GEHT ES LOS!

Zu diesem Booklet halten Sie nun all die beschriebenen Karten in der Hand.

Was ist Ihr Ziel? Sind Sie fest entschlossen, in 8 Wochen 3 Jahre jünger zu werden? Dann halten Sie sich an das Farbsystem und benutzen Sie jeden Tag von allen Farben jeweils eine Karte aus jeder Rubrik, also insgesamt 7 am Tag. Und beachten immer die Basiskarte. Nutzen Sie Rezepte, bei denen Sie gleich Mengen für mehrere Tage herstellen, das vereinfacht es deutlich.

Wechseln Sie zwischen den Karten ab und verwenden Sie ruhig eigene Rezepte mit den vorgegebenen Inhaltsstoffen.

Wenn Ihnen das gelingt, diese 8 Wochen zu gestalten, dann haben Sie sich ein großes Geschenk gemacht und werden es durch und durch fühlen. Integrieren Sie danach in Ihren Alltag, was Ihnen besonders gutgetan hat. Wenn Sie wieder das Verlangen nach der Verjüngungskur spüren, fangen Sie von vorne an, meine Empfehlung wäre einmal im Jahr.

Wollen Sie es ruhiger angehen und verjüngendes nach und nach in Ihren Alltag integrieren?

Dann nehmen Sie sich eine bestimmte Anzahl von Karten vor, also z. B. jeden Tag eine Entspannungskarte, jeden zweiten Tag eine Bewegungskarte und

jeden Tag eine bis zwei aus dem Bereich der Ernährung. Finden Sie neue Lieblingsrezepte mit den
empfohlenen Lebensmitteln.

Jede Karte zählt! Egal ob Sie eine am Tag nutzen
oder das 8-Wochen-Programm, Sie verjüngen sich
und Ihre Zellen. Ihr Immunsystem wird gestärkt,
Ihr Körper bekommt mehr von dem, was er braucht,
und kann sich besser regenerieren. Die Blutwerte
verbessern sich, und Energie und Vitalität nehmen
zu. Ich wünsche Ihnen ganz viel Erfolg und Freude
dabei!